Dr Laurent SIX
DE L'UNIVERSITÉ DE PARIS

CONTRIBUTION A L'ÉTUDE

DU

LAIT MATERNISÉ

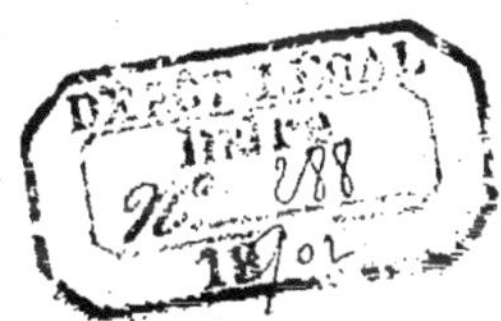

PARIS
Jules ROUSSET
36, Rue Serpente

1902

Dr Laurent SIX
DE L'UNIVERSITÉ DE PARIS

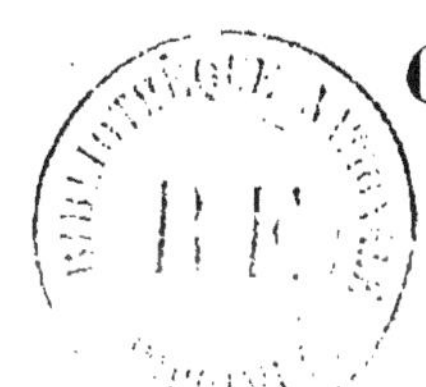

CONTRIBUTION A L'ÉTUDE

DU

LAIT MATERNISÉ

PARIS
Jules ROUSSET
36, Rue Serpente

1902

A LA MÉMOIRE VÉNÉRÉE DE MON PÈRE

A MA MÈRE

Faible témoignage de reconnaissance

A MES FRÈRES

A MES AMIS

A M. LE DOCTEUR TISON

Médecin de l'Hôpital Saint-Joseph.

A TOUS MES MAITRES
DE LA FACULTÉ LIBRE DE MÉDECINE DE LILLE

A MES MAITRES DANS LES HOPITAUX DE PARIS

A MON PRÉSIDENT DE THÈSE

MONSIEUR LE PROFESSEUR HUTINEL

Professeur de pathologie médicale à la Faculté de Paris,
Médecin de l'Hospice des Enfants assistés.
Membre de l'Académie de médecine,
Chevalier de la Légion d'honneur.

Introduction

Une des questions les plus importantes qui depuis quelques années ont donné naissance à de nombreux travaux de la part des médecins et des hygiénistes est sans contredit celle de l'allaitement artificiel. Des progrès sensibles ont été faits dans cette voie, cependant lorsqu'on parcourt les statistiques de la mortalité infantile, on est effrayé de voir un chiffre aussi considérable et l'on constate que plus d'un tiers des enfants succombent à des accidents de gastro-entérite le plus souvent d'origine alimentaire. C'est assez dire combien est difficile l'allaitement artificiel et prouver la véracité des paroles de M. le professeur Pinard: « Le lait de la mère appartient à l'enfant. » La supériorité de l'allaitement maternel est aujourd'hui chose incontestable et il est du devoir du médecin de le préconiser, de l'imposer aux mères de famille qui veulent se soustraire à ce devoir complémentaire de la maternité.

Mais il n'est malheureusement pas toujours possible d'y avoir recours ; il est des contre-indications que l'on ne saurait oublier, des conditions qui obligent à y renoncer.

La difficulté de trouver une bonne nourrice, les exigences et surtout le salaire réclamé sont des conditions auxquelles seules peuvent satisfaire les classes aisées.

Les autres moins favorisées par la fortune ont recours à l'allaitement artificiel et se servent de laits d'animaux. Certains de ces laits (ânesse par exemple) se rapprochent assez par leur composition du lait de la femme et donneraient d'assez bons résultats ; mais la difficulté de s'en procurer rend ce procédé peu pratique et la plupart du temps c'est au lait de vache que l'on a recours.

La composition toute différente de ce lait le fait mal supporter par les nourrissons et détermine chez eux des troubles digestifs souvent graves.

Il faut la modifier et l'identifier à celle du lait de femme. Tel est le but qu'ont poursuivi les différents auteurs en fabriquant des laits humanisés et maternisés.

Un des procédés les plus connus et aussi un de ceux qui ont été le plus employés en Allemagne est celui de Gaertner qui a donné son nom à un lait maternisé.

Ce lait d'abord utilisé en Autriche pour l'alimentation des nourrissons a donné des résultats favorables.

En France il a été expérimenté aussi et M. Boissard en particulier a publié des observations en tout point favorables à l'emploi du lait maternisé de Gaertner.

Encouragé par ces résultats, on s'est demandé si ce lait ne conviendrait pas pour traiter certaines maladies dans les cas où le lait de vache ne serait pas supporté. Le professeur Gaertner qui l'utilisa dans ces conditions dit avoir été satisfait des effets obtenus.

Nous-même, en fréquentant le service de M. le docteur Tison, nous avons eu l'occasion de voir des malades soumis au lait maternisé et nous avons pu constater les résultats favorables obtenus.

C'est ce qui nous a déterminé à faire une étude de ce lait. En abordant ce sujet nous n'avons pas la prétention de traiter une question nouvelle ; notre intention est de publier les résultats obtenus avec le lait maternisé et d'en montrer les indications chez les nourrissons et les adultes.

Après une étude sommaire comparative du lait de femme et du lait de vache, nous donnerons un aperçu historique de la question.

Nous envisagerons ensuite les différents laits maternisés dont on s'est servi, leur mode de fabrication et leur composition ; puis nous ferons ressortir les avantages qui plaident le plus en faveur du lait de Gaertner.

Après un exposé des effets obtenus chez les nourrissons, nous étudierons les indications de ce lait chez l'adulte soit comme aliment soit comme agent thérapeutique.

Nous terminerons par la publication de quelques observations relatives à son emploi chez l'adulte.

Mais avant d'entrer dans le vif de la question, nous sommes heureux de nous soumettre à cet usage qui nous permet, au moment d'entrer dans la carrière médicale, de nous acquitter de nombreuses dettes de reconnaissance. Nos remerciements s'adresseront d'abord à notre mère qui n'a cessé de nous témoigner sa tendresse et sa sollicitude. Nous lui faisons la dédicace de cette thèse comme un témoignage public de notre profonde gratitude.

Nous remercions sincèrement M. le docteur Tison, médecin de l'hôpital Saint-Joseph, qui a bien voulu nous guider dans l'élaboration de ce travail et nous a permis d'étudier dans son service les effets du lait de Gaertner.

Que M. le docteur Boissard reçoive aussi nos hommages pour l'obligeance avec laquelle il nous a éclairé de ses sages conseils.

Notre gratitude est acquise à nos maîtres de la Faculté libre de Lille de qui nous tenons les premiers préceptes de la science médicale.

Nous garderons un agréable souvenir de nos maîtres dans les hôpitaux de Paris et particulièrement de MM. les professeurs Budin et Guyon chez qui nous eûmes l'honneur d'accomplir notre stage.

Nous prions M. le professeur Hutinel de vouloir bien agréer l'expression de notre gratitude pour l'honneur qu'il nous a fait d'accepter la présidence de notre thèse.

Etude sommaire et comparative du lait de femme et du lait de vache

Le lait de femme est un liquide opaque, blanc à reflets jaunâtres, d'odeur agréable, d'une saveur légèrement sucrée. A 15 degrés, la densité varie entre 1028 et 1034.

La composition en est assez complexe ; on y trouve une substance albuminoïde : la caséine, un hydrate de carbone : le sucre de lait ou lactose, des matières grasses : beurre, des sels : phosphatés et chlorures, des matières extractives : lécithine, cholestérine, etc. enfin de l'eau.

Ces divers éléments se retrouvent également dans le lait de vache mais dans des proportions différentes. Les savantes analyses de Gautier, Féry, Gautrelet, Guiraud, Pfeiffer et Michel, relatées dans le traité de M. Marfan, nous permettent de comparer la composition moyenne de ces deux laits.

Pour 1 litre :

	Lait de femme	Lait de vache
Caséine.......	15	33
Lactose.......	63	55
Beurre........	58	37
Sels..........	2,5	6
Gaz dissous....	212	215
Densité.......	1031	1032

Renfermant un peu moins de lactose, le lait de vache est plus riche en sels mais surtout en caséine dont la teneur est égale au double de celle du lait de femme. De plus l'identité de cet élément n'est pas tout à fait analogue à la caséine du lait de femme.

Quant aux matières grasses, le taux est sensiblement égal dans les deux laits.

Toutefois plusieurs causes rendent cette proportion variable. Les races en sont une principale.

En effet, les vaches des montagnes donnent un lait plus gras que celles des plaines ; il est bien connu que les vaches suisses donnent un lait plus riche en beurre que les hollandaises.

L'heure de la traite a également une grande influence sur la richesse en matières grasses; l'on a cité des cas où le lait de la traite du matin contenait à peine 1,8 °/₀ de beurre alors que celui du soir en contenait 7,5 °/₀.

Le lait de femme ne diffère pas seulement du lait de vache par sa composition, mais aussi par ses réactions.

L'une des plus importantes consiste dans l'action de la présure ou pexine. Ce ferment que l'on retire de l'estomac du veau existe à l'état normal dans l'estomac des nourrissons. Mis en présence du lait, il détermine la production d'un coagulum dont la forme et la consistance diffèrent selon qu'il s'agit du lait de femme ou du lait de vache.

Dans le premier cas, la coagulation se produit lentement et se traduit par de petits grumeaux fins et granuleux.

Le lait de vache au contraire donne un bloc homogène non floconneux, d'une consistance assez ferme, reproduisant la forme du vase dans lequel il se trouve. On s'explique difficilement la digestion d'un bloc si dur par les faibles sucs digestifs du nourrisson.

L'observation a montré que si l'on extrait le contenu gastrique d'un enfant nourri au sein une demi-heure après le repas, la digestion est presque terminée alors qu'on trouve encore des caillots trois quarts d'heure après l'ingestion du lait de vache. En effet le lait de femme, après coagulation de sa caséine, reste à peu près à l'état liquide et peut être digéré sans le secours des mouvements de l'estomac, sans le brassage que nécessite la digestion du lait de vache.

Ce sont là autant de raisons qui ont engagé les auteurs à rapprocher le lait de vache du lait maternel en lui faisant subir les diverses modifications que nous décrirons dans le cours de ce travail

Historique.

Longtemps avant que l'on eût l'idée de modifier la composition du lait de vache afin de l'identifier à celle du lait de femme, certains auteurs avaient essayé de le rendre plus digeste.

C'est ainsi qu'on avait proposé de le couper avec de l'eau bouillie pour diminuer sa teneur en caséine et d'y ajouter une certaine quantité de lactose ou de sirop de sucre, mais cette pratique ne donna point les résultats que l'on pouvait espérer. Cazeaux, Tarnier, Chantreuil ne s'en montrèrent nullement partisans, car si par ces procédés on diminuait la teneur en caséine, on amoindrissait également la richesse en beurre. Ne consommant pas assez de matières grasses, le nourrisson aboutissait fatalement à une déperdition de poids que l'on n'évitait que par une quantité considérable de ce liquide, ce qui déterminait l'apparition de troubles digestifs : vomissements, gastro-entérite, etc.

Il fallait combler ce déficit en matières grasses et

Soxhlet eut alors l'idée de suppléer à l'insuffisance de ces dernières par une addition assez forte de sucre. La composition toute différente de cet élément ne devait remplacer qu'imparfaitement les matières grasses. Comme l'a fait remarquer le professeur Escherich, l'organisme du nourrisson accepte difficilement une telle substitution et ne peut supporter l'ingestion prolongée d'une solution sucrée à 8 0[0 sans troubles digestifs consécutifs.

Biedert eut alors recours à un mélange de crème, lait et eau dans des proportions différentes suivant l'âge de l'enfant, mais il devait se heurter à des obstacles presque insurmontables. Outre la difficulté de préparation de ce mélange, il n'arrivait plus à répartir la crème d'une façon régulière et n'obtenait qu'une émulsion insuffisante, condition principale pour la digestibilité du lait.

Frappé de ces inconvénients, le professeur Budin, dès 1887, s'était demandé « s il ne serait pas possible de combiner en proportions raisonnées les éléments d'une nourriture vraiment assimilable, et sachant ce qui manque, d'ajouter tel ou tel produit capable de suppléer à une sécrétion glanduleuse insuffisante. »

C'est en partant de ce premier principe que l'on est arrivé à fabriquer des laits appelés « humanisés » par les uns, « maternisés » par les autres.

Le but poursuivi étant le même, nous croyons utile de donner un aperçu général des études faites en vue de fabriquer un lait se rapprochant autant que possible du lait de femme quel que soit le qualificatif qu'on lui donne.

Vigier, le premier, en 1893, eut l'idée de transformer le lait de vache en un autre qu'il nomme : lait humanisé. Nous verrons en l'étudiant quelle en est la composition et quels reproches peuvent lui être adressés. Il publia les résultats de ses premières expériences et plus tard, sur les conseils du docteur Marfan, il modifia légèrement sa méthode.

En 1894, Gaertner, en Allemagne, fit connaître un nouveau procédé basé sur des moyens mécaniques et désigna son lait sous le nom de lait gras (Feltmilch).

La composition est sensiblement la même que celle du lait de femme ; il ne contient pas plus de caséine, renferme autant de sucre et autant de graisse, ce qui lui avait fait donner le nom de lait gras par opposition au lait de vache qui contient une quantité de beurre beaucoup moindre.

Boissard, en France (1895), l'ayant expérimenté, obtint des résultats aussi satisfaisants que ceux mentionnés par le professeur Escherich. Ils constatèrent que l'augmentation de poids des enfants nourris avec le lait Gaertner égalait et dépassait même celle des enfants à qui l'on donnait du lait stérilisé.

En 1896, le docteur Marfan étudia soigneusement cette question, et dans son traité sur l'allaitement artificiel, il déclare avoir obtenu de bons résultats par l'emploi des laits maternisés en général ; d'après cet auteur, « avec chacun d'eux, on peut en réglant et en surveillant l'allaitement, élever des nourrissons sans aucun incident ».

Suivant Reilmann, le lait de Gaertner conviendrait aux nouveau-nés dès les premiers jours de leur naissance et déterminerait chez eux une augmentation de poids analogue à celle des nourrissons élevés au lait maternel.

Il semble donc que ce soit une méthode recommandable et Moser, bien que contestant la parfaite identité de composition de ce lait avec celui de la femme, reconnaît qu'il est pour les enfants, un des moyens de nourriture qui s'en rapprochent le plus ; il émet le vœu que l'on fasse de nombreux essais afin d'obtenir des résultats sérieux.

Thiemich et Papienski l'ont donné à des enfants malades qui le supportèrent sans difficulté.

En 1896, Variot étudia un nouveau procédé qu'avait découvert Morgan-Rotch. Il modifiait la composition du lait de vache en le faisant varier à volonté suivant l'ordonnance du médecin. Il s'agissait plutôt d'un produit pharmaceutique que d'un lait maternisé.

Plus important fut le procédé de Backhaus qui obtint un lait d'une composition analogue à celle du lait de femme. Toutefois, comme l'ont fait remarquer

MM. Budin et Michel, le lait en différait par les propriétés de sa caséine.

Ces derniers auteurs, en 1897, poursuivant le même but, modifièrent au moyen de la trypsine du pancréas de veau les matières albuminoïdes qu'ils transformaient en albumose et en peptone.

Dans la même année (1897), Monti arrive à séparer du lait de vache un sérum qu'il mélange de nouveau à du lait pur, de façon à obtenir un lait propre à l'alimentation des nouveau-nés.

En 1897 également, Boissard reprend de nouveau l'étude du lait maternisé et publie les résultats qu'il a obtenus à l'asile Ledru-Rollin. Il déclare que dans tous les cas où le lait stérilisé avait échoué, le lait maternisé avait donné de très heureux résultats.

Chauvenet, dans sa thèse (1898), signale le lait de Gaertner et de Vigier, mais ne se prononce pas d'une façon définitive en faveur de l'un ou de l'autre. Il conclut que ces laits sont utilisables chez des nourrissons atteints de gastro-entérite d'origine alimentaire.

Laurent, en 1898, combine le procédé de Vigier et Gaertner, pour obtenir un lait maternisé.

Dufour, de la Rochelle, par des moyens physiques, fabrique un lait maternisé Son procédé, perfectionné par Eury, consiste à enlever au lait de vache une quantité d'eau déterminée et à y ajouter du lactose.

Enfin Romanov, en 1901, a modifié le procédé de maternisation du lait. Il aspire la matière la plus lourde du lait de vache (eau et caséine), de façon à obtenir un lait concentré. Ce procédé très nouveau semble assez complexe. Il est d'ailleurs encore à l'étude.

Etude des divers procédés de fabrication des laits artificiels.

Modifier la composition du lait de vache et la rendre semblable à celle du lait de femme, tel était le but des auteurs. Pour l'atteindre, ils eurent recours à des procédés différents, physiques, chimiques et mécaniques.

Nous donnerons dans ce chapitre l'exposé des divers procédés de fabrication de chacun d'eux. Pour cette étude, nous nous sommes inspiré le plus souvent de l'excellent traité de Marfan sur l'allaitement où nous avons trouvé des renseignements très précis.

Lait de Vigier. — Pour fabriquer ce lait, Vigier a recours aux pratiques usitées pour la fabrication des fromages.

Il prend du lait de vache et aussitôt après la traite dose la caséine ; supposant qu'il faille la ramener à un taux moitié moindre : on divise la quantité de lait en deux parties : la première n'est soumise à aucun traitement. On met la seconde reposer et quand la crème est suffisamment montée, on l'enlève et on la mélange à la première quantité. On coagule avec de la présure la caséine de la deuxième partie, on décante et le sérum est mélangé à la première. Le lait est donc ainsi privé d'une partie de caséine.

On le met en bouteille, on stérilise à la vapeur sous pression et ce lait peut alors servir à l'alimentation. Il se conserve parfaitement et la graisse est répartie régulièrement dans toute la masse.

D'après les analyses de M. Gautrelet, voici quelle en est la composition pour 1000 :

Caséine	Lactose	Hydrate de carbone	Beurre	Sels
23,60	41,04	8,10	37,50	7

Lait de Monti. — S'inspirant de ce procédé Monti de Vienne prépare un lait qu'il appelle lait de nourrisson. Il coupe le lait de vache non plus avec de l'eau mais avec du petit lait, qu'il retire d'un lait riche en matières grasses. On chauffe un litre de lait à une température de 45°, on y ajoute de la présure et l'on abandonne le tout jusqu'à formation d'une masse gélatineuse, ce qui a lieu au bout de 25 à 30 minutes : on chauffe encore à 68°, on refroidit puis on filtre sur un linge. Le sérum qui filtre présente la composition suivante :

Matières azotées...	10,3 ‰
Beurre...........	8
Sucre............	45,50
Sels.............	7

Ce sérum est mélangé à une plus ou moins grande quantité de lait suivant l'âge des nourrissons; on le verse dans de petites bouteilles et on le pasteurise dans un appareil de Soxhlet à 70° pendant 15 minutes.

Le mélange de sérum et de lait donne à l'analyse pour 100 grammes :

	Caséine	Albumine soluble	Graise	Sucre	Sel
Mélange à parties égales	1,22	1	2,33	4,5	7
Mélange au tiers	1,61	1	3,11	4,5	7

Lait de Dufour. — Pour la préparation de ce lait, on prend un vase d'une capacité d'environ 2 litres, fermé par un capuchon de caoutchouc et muni à sa partie inférieure d'une tubulure que ferme un bouchon en caoutchouc. Dans ce récipient on verse la quantité de lait nécessaire à l'enfant pour une journée. Il faut que ce lait soit aussi frais que possible : après l'avoir mis dans le récipient on le laisse reposer pendant 4 heures. On retire par la partie inférieure du vase un tiers du contenu ; on a ainsi diminué de un tiers la quantité de matières albuminoïdes et de sels ; quant aux matières grasses, leur proportion est restée la même puisqu'elles se trouvaient à la partie supérieure. Pour arriver à rétablir la quantité primitive de sucre, on ajoute un volume d'une solution de lactose à 35 pour 1.000, équivalent au volume retiré précédemment, puis 1 gramme de chlorure de sodium. Ce lait doit alors être agité afin de rendre le mélange uniforme et placé dans des appareils Soxhlet pour la stérilisation.

Connaissant la composition du lait donné par l'analyse, il est facile de déterminer par le calcul la quantité de lait écrémé qu'il faut soutirer et remplacer par une solution de lactose pour avoir un lait de composition déterminée.

Avec des laits moyens, on soutire environ 40 0/0 du volume total qu'on remplace par un volume égal d'une solution de lactose à 70 0/00.

Le lait maternisé ainsi préparé contient de 18 à 20 grammes de caséine par litre et 33 à 35 grammes de beurre.

Lait de Eury. — Eury, pharmacien à la Rochelle a perfectionné le procédé de Dufour.

Aussitôt après la traite, le lait est reçu dans un grand récipient en verre ou en tôle émaillée susceptible d'être fermé exactement et soumis immédiatement à une stérilisation au bain-marie pendant trois quarts d'heure, puis abandonné au repos durant 12 heures.

Pendant ce temps là, on fait l'analyse sur un échantillon prélevé à l'avance,et on laisse les matières grasses se rassembler à la surface. L'expérience a démontré que dans ces oscillations, ces matières grasses séparées formaient les 3/5 de la totalité du beurre contenu dans le lait primitif.

On prélève comme précédemment une quantité déterminée de ce lait que l'on remplace par une solution de lactose. Le mélange est brassé, réparti dans des bouteilles et stérilisé au bain-marie et à l'autoclave.

Lait de Backhaus. — Backhaus a recours à des procédés chimiques. Il traite le lait de vache par le lab et la trypsine et ajoute ensuite la quantité voulue de lactose et de beurre. Ce lait d'abord pasteurisé, puis refroidi, est ensuite écrémé par l'appareil centrifuge. Le petit lait est chauffé dans une bassine à 35° et mélangé à une dose déterminée de ferment lab dont il subit l'action pendant 25 minutes. Il se précipite 50 0/0 de caséine : le reste demeure en suspension dans le petit lait à l'état de propeptone. On filtre sur un filtre très fin qui arrête les grumeaux de caséine, le petit lait n'en contient plus que 1.80 0/0. On prélève la quantité de beurre correspondante au taux normal du lait de la femme et on l'ajoute par centrifugation au petit lait avec 15 à 20 grammes de lactose par litre. Le lait obtenu est placé dans des flacons à système Soxhlet et mis à l'autoclave à 105°

pendant 25 minutes. Suivant Backhaus aucun lait ne ressemblerait plus au lait de femme que celui qu'il prépare.

Lait de Budin et Michel. —MM. Budin et Michel ont préparé un lait digéré en le traitant par de l'extrait de suc pancréatique pendant une heure à 37°. On ajoute ensuite de la lactose et du sirop de sucre. On met le mélange dans des flacons. L'analyse donne pour un litre :

Sucre et lactose.........	67 gr. 50
Beurre................	26 gr.
Matières albuminoïdes..	23 gr. 60
Sels minéraux.........	4 gr. 50

On pourrait ajouter à la liste de ces laits les trans formations faites en additionnant des jaunes d'œufs ou d'autres produits, mais ces laits ainsi fabriqués s'éloignent trop par leur composition du lait de femme pour en faire une étude.

Les procédés décrits ci-dessus sont assez compliqués et nécessitent des manipulations trop délicates pour les rendre pratiques. Gaertner a préconisé une méthode plus simple que nous allons exposer avec le plus de détails possibles.

Lait maternisé de Gaertner. — La méthode de rectification du lait de vache suivie par Gaertner repose sur le principe suivant :

Lorsqu'on soumet à un appareil centrifuge un liquide renfermant des éléments de densité différente, sous l'influence de la rotation les particules les plus lourdes sont projetées à la périphérie, tandis que les plus légères forment une colonne voisine du centre. Or les matières grasses d'une densité inférieure aux autres éléments du lait, s'amassent vers l'axe de l'appareil et y forment une colonne de crème cylindrique.

Voici comment procède le professeur Gaertner : après une analyse soignée du lait de vache trait et refroidi, il coupe celui-ci de moitié d'eau afin de ramener la caséine à un taux de 18 pour 1000.

Le mélange est ensuite placé dans l'écrémeuse centrifuge qui va séparer la caséine du petit lait.

Quel que soit l'appareil employé il comporte trois pièces principales :

1° Un récipient pour le lait à écrémer ;

2° Une turbine faisant environ 7000 tours à la minute ;

3° Un mécanisme à deux robinets permettant de faire des prises différentes : l'une au centre et donnant par conséquent du lait gras, l'autre à la périphérie donnant du lait maigre (caséine et petit lait.)

L'analyse faite au préalable permet de connaître la teneur en beurre, point d'une importance capitale pour la suite de l'opération. On pratique alors l'écrémage en réglant le premier robinet de façon à obtenir un lait aussi riche en matières grasses que le lait de femme, mais dont la teneur en caséine sera diminuée de moitié, l'appareil centrifuge n'influençant aucunement la répartition de la caséine. Ce résultat pourra être obtenu avec des laits de composition quelconque, aussi bien avec le lait suisse riche en matières grasses qu'avec le lait hollandais qui n'en contient que très peu, le réglage de l'appareil permettant de doser ces éléments dans toutes les proportions désirées.

Quant à la teneur en sucre diminuée par l'addition de l'eau, on la rétablit par l'adjonction d'une quantité de lactose variable entre 20 et 25 gr. par litre.

Le lait ainsi obtenu est décanté dans des flacons de capacité de 150 à 500 grammes qui sont stérilisés à la température de 105° pendant 25 minutes.

Ce procédé de fabrication est relativement simple, il nécessite malheureusement l'emploi d'un moteur et d'un appareil, l'un des principaux obstacles à sa vulgarisation. A Paris, la fabrication du lait maternisé se fait à la ferme d'Arcy.

Propriétés du lait maternisé. — Le lait maternisé a une coloration blanc-jaunâtre un peu plus accentuée que celle du lait ordinaire. La saveur en est assez agréable, moins sucrée que le lait de femme, mais facilement corrigée par l'addition de lactose.

La densité variable entre 1.016 est 1.018 est de beaucoup inférieure à celle du lait de vache, 1032. La richesse en matières grasses et la proportion relativement minime de caséine, sucre et sels en sont les raisons principales.

La composition du lait Gaertner à Paris est assez semblable à celle du lait de femme.

D'après M. le docteur Marfan, un litre de ce lait renferme :

Caséine	Lactose	Beurre	Sel
22 gr.	60 gr. 90	35 gr.	3 gr.

Sa conservation est relativement peu facile, nous devons noter ici une particularité fâcheuse.

Après un repos quelque peu prolongé, les globules gras agglutinés en beurre se portent à la surface et donnent au liquide un aspect moins agréable. Une légère agitation et un chauffage au bain-marie à 40° font au début disparaître cet inconvénient, mais la difficulté est plus grande après quelques jours ; aussi doit-on utiliser le lait maternisé dans un temps rapproché de sa fabrication.

En présence de la présure, ce lait se comporte à peu près comme le lait maternel ; il caille en petits grumeaux peu serrés, facilement digérés par le suc gastrique du nourrisson.

La diminution du taux de caséine évite la putréfaction dans les parties inférieures de l'intestin ; enfin les selles présentent une couleur jaune dorée analogue à celle des enfants nourris au sein.

Ce lait offre au point de vue hygiénique un avantage incontestable sur les autres laits, avantage dû à son mode de fabrication

En observant la plus grande propreté, en prenant les précautions les plus minutieuses au moment de la traite, on évite difficilement la pénétration dans le lait de corps étrangers tels que débris de fumier, poils de vache, etc.

Les filtres n'arrêtent que les particules assez volumineuses

La machine centrifuge se débarrasse rapidement et aisément de toutes ces impuretés. Plus denses que le lait lui-même, elles sont projetées à la périphérie où elles forment une masse compacte. Le lait destiné aux nouveau-nés doit être débarrassé de ces substances et Biedert, au congrès d'hygiène qui eut lieu à Budapest en 1894, a proposé de centrifuger tout lait destiné à l'alimentation des enfants afin d'en séparer les parties dangereuses.

Dans la préparation du lait maternel par le procédé Gaertner, on ne se contente pas de suffire à ces exigences, on le débarrasse des germes pathogènes qui sont rejetés également vers la partie extérieure de l'appareil. Les recherches bactériologiques ont montré la présence d'un plus grand nombre de microbes dans le petit lait que dans le lait gras.

Enfin, ce lait peut subir la stérilisation aussi facilement que le lait ordinaire et au moment de son emploi dans l'alimentation, il est comme le lait stérilisé privé de tout germe vivant.

Indications du lait maternisé chez les enfants ; Résultats obtenus.

Par sa composition, par ses propriétés, le lait centrifugé de Gaertner devait tenter la sagacité des praticiens et faire espérer des résultats au moins aussi satisfaisants que ceux obtenus avec l'emploi du lait stérilisé. Comme celui-ci, il était privé de tout germe vivant et ressemblait davantage au lait de femme par sa valeur nutritive et sa digestion facile.

Les essais ont répondu aux espérances et Escherich de Vienne, qui l'a expérimenté le premier, en fait le plus bel éloge possible. Toutefois il importe de connaître les indications de son emploi, c'est ce que nous nous proposerons de traiter dans ce quatrième chapitre. Nous terminerons par l'exposé des résultats obtenus par les auteurs qui ont expérimenté le lait maternisé.

Mais auparavant disons quelques mots sur la manière de l'employer. Afin de se placer dans les conditions les plus favorables, il importe de porter le lait de Gaertner à une température de 37° quelques instants avant de le donner à l'enfant. Cette précaution a pour but d'en faciliter l'émulsion en le faisant prendre à la même température que le lait de la femme.

Le lait maternisé peut être employé chez tous les nourrissons dont la mère ou la nourrice manque de lait. Après l'addition de lactose, ce lait est le meilleur supplément de la nourriture naturelle ; il est appelé à rendre de réels services dans l'allaitement mixte. Si les divers procédés d'alimentation dans des conditions hygiéniques suffisantes, nous donnent à présent des résultats satisfaisants, il est cependant un certain nombre d'enfants qui supportent difficilement une alimentation mixte avec le lait ordinaire. Nous le considérons donc comme indiqué dans ce cas.

Le lait de Gaertner est principalement recommandable aux enfants qui, pour un motif quelconque n'assimilent pas d une façon suffisante.

Il sera surtout nécessaire chez ceux qui à la suite de maladies contagieuses présentent des organes digestifs très sensibles, ont de la constipation ou des selles fétides.

Les auteurs qui l'ont employé ont obtenu des résultats notables et Escherich, l'un des premiers, a constaté que les selles des enfants alimentés par ce procédé sont un peu plus fréquentes et plus molles qu'avec le lait pur. Elles présentent la réaction acide et la couleur jaune d'or des enfants soumis au sein ; enfin l'augmentation de poids est à peu près identique à celle de ces derniers.

Moser reconnaît que le lait de Gaertener est un des moyens de nourriture qui se rapproche le plus de l'allaitement maternel ; il en a obtenu de bons résultats.

Reilmann affirme que l'augmentation de poids est analogue à celle des enfants nourris au sein.

Toutefois il sera plus facile de juger des résultats par la lecture des observations suivantes :

Nous mentionnerons tout d'abord le succès brillant obtenu par Gaertner. Il s'agit d'un enfant soigné chez ses parents et alimenté avec du lait de vache :

Age par semaines	Poids en grammes	Augmentation de poids par semaine	Quantité de lait maternisé absorbé
23	5.675	»	1.300
24	6.000	325	1.300
25	6.500	500	1.300
26	6.775	275	1.750
27	6.900	125	1.750
28	7.100	200	2.000
29	7.350	250	2.000
30	7.575	225	2.000

Avant l'allaitement par le lait maternisé, l'enfant pesait 5,675 grammes ; or d'après les statistiques, le poids normal d'un enfant de 23 semaines est de

6,132 grammes. Il pesait donc 457 grammes de moins qu'un enfant normal.

La moyenne de l'augmentation entre la 23e et la 30e semaine est de 719 grammes pour les enfants nourris artificiellement et de 818 grammes pour les enfants nourris au sein L'enfant a pendant cette période augmenté de 1,900 grammes et pesait alors 628 grammes de plus qu'un enfant normal. Il n'a donc pas seulement comblé le déficit, mais encore devancé de beaucoup ceux de son âge.

Dans une autre observation due à Escherich, il s'agit d'un enfant mis au lait maternisé dès l'âge de 3 semaines et dont les résultats sont les suivants :

Age par semaines	Poids en grammes	Augmentation de poids par semaine	Quantité de lait maternisé absorbé
3	3600	—	800
4	3850	250	900
5	4175	325	1000
6	4400	225	1000
7	4650	250	1200
8	4800	150	1300
9	5150	360	1300
10	5150	D 10	1200
11	5280	A 130	1240

L'enfant pendant 8 semaines a donc augmenté de 1680 grammes tandis que dans un même temps les enfants nourris artificiellement n'augmentent suivant Tamerer que de de 1110 grammes.

Ailleurs nous trouvons une observation de Gaertner relative à l'emploi du lait maternisé dans l'allaitement mixte. Deux jumelles n'ayant qu'une seule nourrice insuffisante, reçoivent chacune 1/4 de litre de lait par jour. Voici les résultats obtenus :

Age par semaines	Poids	Augment. en grammes	Age par semaines	Poids	Augment. en grammes
5	3500	—	5	3250	—
6	3800	300	6	3500	250
7	4350	350	7	3930	430
8	4600	250	8	4250	320
9	5000	400	9	4630	380
10	5250	250	10	4850	220
Augmentation de poids en 5 semaines : 1750 gr.			Augmentation de poids en 5 semaines : 1600 gr.		

Dans des statistiques publiées en 1897 M. Boissard rapporte des observations d'enfants nourris soit exclusivement avec du lait maternisé, soit avec du lait maternel et du lait maternisé, soit enfin avec du lait maternisé et du lait stérilisé. Nous ne reproduirons pas les courbes parues dans l'*Obstétrique*, en 1897, nous nous contenterons de signaler les résultats obtenus par cet auteur.

Pour ce qui est de l'emploi du lait maternisé et du lait maternel il rapporte 13 cas :

Dans les 4 premiers le lait stérilisé est remplacé par une quantité égale de lait maternisé et il constate une augmentation de poids d'une moyenne de 30 gr. par jour.

Dans 4 autres cas, les pesées quotidiennes deviennent plus satisfaisantes ; de plus les vomissements cessent chez deux nourrissons qui ne digéraient pas. Un autre, à la suite d'ingestion de lait stérilisé, est atteint de diarrhée fétide et perd en 5 jours 300 gr. de son poids. On lui donne du lait maternisé ; son état s'améliore et la diarrhée disparaît.

Le lait maternisé avec le lait stérilisé a donné aussi à Boissard de bons résultats. Dans un cas un enfant nourri artificiellement au lait stérilisé dépérissait de jour en jour ; l'usage du lait maternisé a fait remonter son poids.

Un autre qui vomissait le lait stérilisé a vu ses vomissements cesser quand il fut soumis au lait maternisé.

D'autre part Boissard a soumis des enfants exclusivement au lait maternisé :

L'un d'eux entré à l'asile Ledru-Rollin le 21 juillet 1895, pesait 3600 grammes ; sa mère ne pouvant l'allaiter, on lui donna exclusivement du lait maternisé. Le 21 novembre il pesait 6500 grammes. Mais ce qui rend cette observation intéressante, ce sont deux incidents qui survinrent pendant la durée de son régime.

L'enfant à qui l'on avait donné pendant trois jours du lait bouilli à la dose de 1050 grammes par jour subit une déperdition de poids de 150 grammes par jour. Le quatrième jour, on lui rendit du lait maternisé (980 grammes par 24 heures) et l'on vit la courbe d'augmentation reprendre sa marche ascendante de 100 grammes par jour.

Un peu plus tard on remit cet enfant au lait stérilisé, 900 grammes en 24 heures pendant six jours. L'augmentation du poids fut de 25 grammes par jour alors qu'elle atteignit 30 grammes par l'ingestion d'une égale quantité de lait maternisé qui lui fut donnée dans la suite.

Un autre enfant né avant terme soumis dans ce même asile pendant 12 jours au lait maternisé subit pendant ce laps de temps une augmentation de poids de 1120 grammes.

Chauvenet dans sa thèse (1898) rapporte l'observation d'un enfant nourri au lait stérilisé, qui présentait de la constipation due à une alimentation déréglée et eut dans la suite la gastro-entérite (diarrhée verte et vomissement).

On substitua le lait de Gaertner au lait stérilisé et sous l'influence de ce régime, on vit la gastro-entérite s'améliorer et la constipation disparaître complètement.

De ces observations il résulte que l'emploi du lait maternisé dans des conditions convenables donne des résultats satisfaisants et peut remplacer avantageusement le lait stérilisé quand celui-ci est mal supporté.

Certains auteurs ont exprimé la crainte de ne pouvoir sans inconvénients ou sans danger donner exclusivement et pendant un temps prolongé du lait maternisé aux nouveau-nés.

Dans les observations de M. Boissard, il y a des nourrissons qui ont pris du lait maternisé pendant une période variable de 14 jours à 4 mois.

Ils ont augmenté d'une façon remarquable sans présenter aucun phénomène de gastro-entérite.

Les craintes formulées à cet égard sont donc vaines.

Néanmoins il ne faudrait pas s'attendre à des résultats toujours aussi satisfaisants et nous devons dire que M. le professeur Pinard n'en a obtenu que de médiocres effets. Il l'a déclaré « inférieur au lait stérilisé ».

M. Boissard a rapporté certains cas où il a dû substituer le lait stérilisé au lait de Gaertner ; toutefois ne pourrait-on pas rapprocher cette particularité de ce fait que certains enfants ne profitent pas avec une nourrice qui a cependant beaucoup de lait ? Souvent il suffit de changer la nourrice pour voir le nouveau-né augmenter de poids.

Quoiqu'il en soit nous devons reconnaître que ce

lait n'est pas parfait et notre étude serait incomplète si nous n'en faisions remarquer les inconvénients.

Nous devons tout d'abord signaler son prix élevé qui n'en permet guère la consommation qu'aux classes aisées.

De plus son émulsion n'est pas toujours complète ; comme nous l'avons déjà dit plus haut, les matières grasses après un repos prolongé se portent à la surface et donnent à ce lait un aspect assez désagréable.

Un autre inconvénient consiste dans la facilité de son altération ; d'après M. Boissard ce lait doit être consommé dans un temps rapproché de sa fabrication.

Enfin il est parfois mal toléré, surtout chez les enfants atteints de gastro-entérite aiguë, mais dans ces cas le malade ne supporte pas davantage le lait stérilisé.

Que faut-il conclure de ces considérations ?

Sans être d'une efficacité toujours remarquable, le lait maternisé donne parfois de très beaux résultats ; nous n'avons pas l'intention de le substituer complètement au lait stérilisé mais nous croyons néanmoins que son emploi sera d'une grande utilité quand le lait stérilisé ne sera pas supporté.

De l'emploi du lait maternisé chez les adultes malades

Les résultats satisfaisants qu'avait obtenus le professeur Gaertner par l'emploi du lait maternisé dans l'alimentation de l'enfant, l'engagèrent à le donner aux adultes. Il devait être d'une digestion plus facile et par conséquent indiqué chez les personnes atteintes d'affection gastrique.

Reichman a montré que le lait de vache introduit dans l'estomac, se transformait chez l'adulte comme chez l'enfant en un bloc épais et compact nécessitant une quantité assez grande de suc gastrique pour sa désagrégation et sa transformation en peptone Le lait de femme au contraire se coagulant en petits grumeaux se prêtait plus facilement à l'action des sucs digestifs et n'exigeait de la part de l'estomac qu'un travail relativement facile... C'est sur cette considération que se basait la conduite des praticiens des temps reculés qui alimentaient les malades des classes aisées avec du lait de nourrice.

D'une composition presque analogue à celle du lait de femme, le lait maternisé devait donner les mêmes résultats et les expériences faites au chevet des malades ont confirmé cette hypothèse.

Gaertner rapporte le cas d'une malade qui étant atteinte d'une affection stomacale ne supportait pas le lait de vache pur, exempt de toute fraude, de toute altération. Elle prit exclusivement comme nourriture du lait maternisé pendant six semaines (3 litres par jour). Au bout de ce temps elle fut beaucoup améliorée et put reprendre sa nourriture habituelle.

Un des avantages les plus importants du lait maternisé est de ne pas séjourner longtemps dans l'estomac, et par le fait même de ne pas fatiguer cet organe. D'autre part il a de par sa composition une valeur nutritive réelle.

Bien que l'adulte ait une constitution différente de celle de l'enfant, il a besoin, toutes proportions gardées, des mêmes matériaux que celui-ci. Un des principaux facteurs de sa nutrition est la calorification, Germain Sée a donné (Académie de Médecine, 6 septembre 1892) le nombre de calories fournies par un litre de lait ordinaire et c'est ainsi que :

36	grammes	de caséine	forment	147	calories.
36	—	de graisse	—	324	—
48	—	de sucre	—	147	—

Il ressort de ces chiffres : qu'à poids équivalent la

caséine fournit beaucoup moins de calories que la graisse. Par conséquent, pour obtenir le nombre de calories nécessaire à la vie d'un homme, il faut, s'il ne prend que du lait comme nourriture, qu'il en absorbe une grande quantité et par conséquent un excès de caséine. Trois litres de lait suffisent à l'entretien d'un malade qui ne réalise aucun exercice corporel ; mais ils sont insuffisants chez un homme qui se livre à un travail musculaire et dépense beaucoup de chaleur.

Suivant Germain Sée, au bout d'une semaine le lactophage est menacé dans sa santé générale.

Nous croyons donc avec Gaertner que le lait maternisé dont la teneur en graisse est plus forte que celle du lait ordinaire peut être employé avec autant d'avantage que celui-ci et permettre de mieux supporter les frais d'une diète relative.

Nous l'avons expérimenté chez des malades et nous rapportons ci-dessous quatre cas que nous avons observés.

Observation I (Personnelle)

(Recueillie dans le service du Dr Tison, à l'hôpital St-Joseph.)

A... Marie, femme 38 ans, lingère, célibataire.

Antécédents héréditaires : Rien de particulier.

Antécédents personnels : Dit avoir été réglée à 9 ans. Aurait eu un début de méningite à 11 ans, une fièvre typhoïde à 15 ans, la scarlatine à 30 ans. En 1898, a été opérée pour un rein flottant droit datant de 1890.

En 1899, a eu un ulcère de l'estomac (violentes douleurs térébrantes, perforantes du creux épigastrique. vomissement de sang rouge). Traitée par la glace.

Etat actuel : Entre à l'hôpital Saint-Joseph le 21 août 1901 (salle Sainte-Elisabeth) pour vommissements de sang avec douleurs au niveau de l'estomac.

L'examen clinique révèle un ulcère.

Elle est soumise au régime lacté absolu, avec bicarbonate de Nao ; elle a pris du lait jusqu'au 15 janvier.

Vers cette époque. la malade présente de l'intolérance pour cet aliment. qu'elle vomit en gros caillots.

On lui donne alors du lait maternisé. Les trois premières fois elle vomit non plus de gros caillots, mais de petits grumeaux. Le traitement est cependant continué et mieux supporté dans la suite.

Elle en a pris pendant trois semaines environ (3 litres par jour) sans dégoût. ni vomissements, ni constipation. Après cette époque. l'amélioration étant notable, les vomissements de sang ont cessé complètement ; l'état général est devenu meilleur.

Le 8 février. la malade essaye de reprendre du lait ordinaire et des potages, mais elle dit ne plus pouvoir supporter ce lait.

Actuellement l'état est toujours satisfaisant et on tend à lui faire prendre le régime alimentaire ordinaire.

Observation II (Personnelle)

(Recueillie dans le service du Dr Tison.)

D... Léon, 19 ans, comptable, célibataire.

Antécédents héréditaires : Rien de particulier.

Antécédents personnels : A eu la scarlatine à 10 ans.

A cette époque. a déjà eu de l'albumine dans les urines ; un rhumatisme articulaire à 16 ans.

Présente des antécédents éthyliques très marqués : cauchemars la nuit, pituite le matin, artères sclérosées.

Etat actuel : Entre à l'hôpital Saint-Joseph le 2 novembre, ayant de l'albumine dans les urines ; la présence en a été constatée quinze jours avant son entrée. Il se plaint d'avoir les paupières gonflées le matin au réveil, de la dyspnée d'efforts, parfois des crampes dans les jambes. Il a eu quelques saignements de nez au réveil antérieurement à son entrée. L'artère temporale est flexueuse et dilatée. L'auscultation du cœur démontre la présence d'un souffle assez difficile à localiser, les battements cardiaques étant très irréguliers. Le lendemain, après lui avoir fait prendre de la digitaline, on constate que ce souffle est systolique et, à la pointe. Il a de la constipation ordinaire. L'acuité visuelle est très diminuée. L'examen ophtalmologique pratiqué par le docteur Roppf révèle une rétinite hémorrhagique albuminurique. Elle n'est que de 1/10 ; le malade a de la difficulté à se conduire.

Les urines sont pâles et décolorées : on constate la présence de 12 grammes d'albumine par litre.

Traitement : Régime lacté absolu avec du lait ordinaire jusqu'au 4 janvier. Il y a de l'amélioration en ce qui concerne la quantité d'albumine, qui diminue, mais d'une façon variable. L'acuité visuelle ne s'améliore pas, et il arrive un moment où le malade ne peut plus se conduire.

A partir du 4 janvier, le malade prend exclusivement du lait maternisé : 3 litres 1/2 par jour. Il l'aime beaucoup, le digère bien, ne vomit pas ; la quantité d'albumine dans les urines continue à diminuer. l'acuité visuelle augmente peu à peu ; la constipation est moindre qu'avec le lait ordinaire.

Il prit du lait maternisé jusqu'au 8 février, jour de sa sortie, et le supporta sans dégoût.

L'augmentation de poids constatée est de 4 kilogr. depuis un mois ; la vue est considérablement améliorée, au point de lui permettre de lire.

Ce malade, actuellement en convalescence à l'asile de Vincennes, présente un état général assez satisfaisant. Il a encore 2 gr. 25 d'albumine par litre.

Observation III

(Due à l'obligeance de M. le Dr Muller, interne de l'hôpital Saint Joseph.)

B... Michel, homme 32 ans, employé à l'hôpital.

Antécédents héréditaires : Mère morte en couches, père bien portant.

Antécédents personnels : A eu, à 17 ans, une fluxion de poitrine qui a duré un mois.

État actuel : Vers le 15 janvier, s'est senti fatigué, a eu des points de côté, des vomissements le matin, de la gêne respiratoire. L'analyse des urines révélait 6 grammes d'albumine par litre. Il a cessé son travail et est entré dans le service, salle Saint-Adolphe, n° 15.

Bien que soumis au régime lacté absolu, il a été pris subitement d'anurie le 23 janvier. On lui fait une saignée, une application de ventouses scarifiées.

A partir du 15 janvier, il est soumis à un régime mixte composé de deux litres de lait ordinaire et un litre de lait maternisé chaque jour. Il a pris de ce lait jusqu'au 9 février et le supportait avec moins de dégoût que le lait ordinaire.

Le 9 février, on supprime le lait maternisé pour le remplacer par du lait ordinaire. Mais le malade ne supporte pas ce traitement et l'on doit revenir au premier régime jusqu'au 20 février, jour où le malade quitte la salle.

L'amélioration est notable, on ne trouve plus que quelques centigrammes d'albumine, et actuellement il va bien.

Observation IV (Personnelle)

Recueillie dans le service de M. le docteur Tison.

A... Adrien, 28 ans, cocher, célibataire.

Antécédents héréditaires : La mère morte d'une affection cérébrale. Père bien portant.

Antécédents personnels : A eu une stomatite simple.

En 1899 : albumine pendant quelques mois qui a disparu sous l'influence du régime lacté.

Etat actuel : Entré à l'hôpital Saint-Joseph le 9 décembre 1901, se plaignant d'étouffement, d'oppression, de sensation de doigt mort. L'analyse des urines y montre 4 grammes d'albumine par litre.

Depuis son entrée jusqu'au 21 janvier il fut soumis au régime lacté et a pris du lait ordinaire.

L'albumine a beaucoup diminué et les phénomènes d'oppression disparus.

Mais la constipation opiniâtre de ce malade engage à le soumettre au lait maternisé. Bien qu'il préfère le lait ordinaire, il n'a jamais eu de vomissements et la constipation a cédé.

Il prend de ce lait du 20 au 30 janvier et ne présente plus à cette époque que quelques centigrammes d'albumine. Actuellement il mange 50 grammes de pain par jour, des purées de légume et du lait.

D'après la lecture de ces observations, il résulte que l'emploi du lait maternisé chez les adultes donne d'assez bons résultats et que son usage doit être pris en considération.

Les malades le supportent aussi bien que le lait ordinaire et y trouvent parfois de sérieux avantages.

Notre malade atteinte de l'ulcère de l'estomac a vu son état s'améliorer, ses vomissements disparaître. Peut-être faut-il ne voir dans ces résultats qu'une simple coïncidence ; toutefois, ce que l'on ne pourrait contester c'est la facilité avec laquelle elle supportait ce lait.

Les effets obtenus chez les autres malades ne sont pas moins favorables et doivent nous engager à recourir à cette façon d'agir dans les cas où le lait ordinaire n'est pas toléré.

L'un des avantages du lait maternisé c'est de ne point provoquer la constipation que détermine presque toujours le régime lacté. Par la quantité de graisse qu'il contient, il régularise les garde-robes et les facilite.

Il résulte de notre observation que ce lait peut être employé dans l'albuminurie et dans les affections de l'estomac. Peut-être donnerait-il de bons résultats chez les cirrhotiques ; nous regrettons de ne pouvoir donner ici l'observation d'un de ces malades soumis actuellement à ce traitement et dont le début nous permet d'espérer.

Le lait maternisé serait encore indiqué chez les diabétiques. Nous savons en effet que les diverses variétés de sucre doivent se donner à ces malades dans de minimes proportions ; par sa faible teneur en lactose le lait de Gaertner doit être le lait des diabétiques et sa valeur a pu être appréciée dans différents cas.

Son usage ne détermine la lactosurie que par l'ingestion de quantités considérables.

En résumé que faut-il penser de l'usage du lait maternisé ? Nous n'avons pas la prétention de le substituer dans tous les cas au lait ordinaire, toutefois nous le considérons comme un agent thérapeutique précieux chez les malades qui supportent difficilement le régime lacté.

Conclusions.

I. L'allaitement maternel doit être la règle, et convient le mieux aux nourrissons, mais il est parfois contre-indiqué et son emploi rendu impossible.

II. Le lait de vache, d'une composition toute différente du lait de femme, le remplace très imparfaitement et doit subir des modifications.

III. De tous les procédés de fabrication des laits artificiels, celui qui nous paraît répondre le plus aux conditions voulues, c'est le procédé de Gaertner :

a) Il donne un lait dont la composition est à peu près semblable à celle du lait de femme.

b) La fabrication en est des plus faciles.

c) Il débarrasse le lait des impuretés qu'il pourrait contenir et se prête facilement à la stérilisation.

IV. Le lait maternisé peut être employé chez les enfants, chez les adultes et les vieillards.

V. Chez les enfants, on peut l'utiliser pour l'alimentation à tout âge de la vie. Il a l'avantage de ne déterminer ni d'accidents gastro-intestinaux, ni de constipation. Le poids augmente normalement et aussi bien qu'avec le lait stérilisé.

VI. Chez l'adulte et le vieillard, il sera indiqué dans les affections nécessitant le régime lacté : albuminurie, ulcère de l'estomac, etc.

Par suite de la quantité minime de lactose qu'il renferme, les diabétiques pourront en faire usage sans accidents.

VII. On a toutefois cité des cas où le lait maternisé est moins bien supporté que le lait de vache, chez des enfants et des adultes.

VIII. Nous pensons néanmoins que son usage pourrait être généralisé à un plus grand nombre de cas tant chez l'enfant que chez l'adulte ou le vieillard et particulièrement lorsqu'il y a de l'intolérance pour le lait ordinaire. Il nous paraît le meilleur supplément de la nourriture maternelle quand celle-ci est insuffisante.

INDEX BIBLIOGRAPHIQUE

Cazeaux. — Traité d'accouchements.
Tarnier et Chantreuil. — Traité d'accouchements.
Chantreuil. — Hygiène de l'enfance.
Budin. — Leçons d'obstétrique, 1888.
Gærtner. — Ueber die Herstellung der Fettmilch. Wien, 1894.
— Ueber die Erfolge der Fettmilch Nahrung bei gesunden Wien. 1896.
Rothschild. — Revue générale des sciences pures et appliquées, 1897.
Boissard. — France médicale.1895.
Marfan. — Traité de l'allaitement. 1896.
Rechmann. — Jahrbücher für Kinderheil.,1895.
Mœser. -- Jahrbücher für Kinderheil. 1896.
— Revue d'obstétrique et de Pédiatrie. 1896.
Thiemich et Papiewski. -- Jahrbücher fur Kinderheil, 1896.
Variot. — Journal de clinique et thérapeutique infantile, 1886.
Budin et Michel. - L'Obstétrique, 1897.
Monti. — Kinderheilkunde in Einzeldarstellungen, 1897.
Boissard. — Obstétrique, 1897.
Bolognesi. — France médicale, 1897.
Chauvenet — Thèse de Paris. 1897.
Laurent. -- Médecine infantile, 1898.

Escherich. — 66e Congrès de médecine allemande, Vienne. 1894.
Mauchamp. — Thèse de Paris, 1899.
Lefillatre. — Thèse de Paris, 1901.
Eury. — Journal des Praticiens, 1900.
— Bulletin médical, 1900.
— Bulletin de la Société de Médecine de la Rochelle, 1896.
Romanov. — Vratch ; Septembre 1901.

IMPRIMERIE F. DEVERDUN, BUZANÇAIS (INDRE).

www.ingramcontent.com/pod-product-compliance
Ingram Content Group UK Ltd.
Pitfield, Milton Keynes, MK11 3LW, UK
UKHW021018180726
13838UKWH00004B/1574

9 782329 122922